# LA GUERRE

ET

## LA CRISE EUROPÉENNE

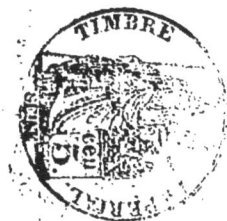

Cet essai a paru dans la *Revue des Deux Mondes* du 1er juin. Sur la recommandation de plusieurs de ses amis, l'auteur s'est décidé à en faire l'objet d'une publication séparée, en y introduisant quelques changements motivés par ceux qu'a éprouvés, dans l'espace de quinze jours, la situation même.

PARIS — CLAYE, IMPRIMEUR, 7, RUE SAINT-BENOIT.

# LA GUERRE

ET

## LA CRISE EUROPÉENNE

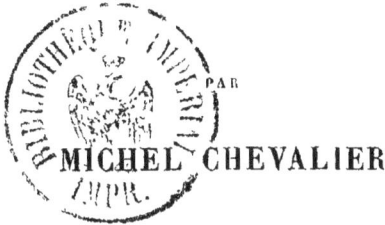

PAR

## MICHEL CHEVALIER

———⊷❍⊶———

## PARIS

GARNIER FRÈRES, LIBRAIRES-ÉDITEURS

6, RUE DES SAINTS-PÈRES, ET PALAIS-ROYAL, 215

1866

# LA GUERRE

ET

## LA CRISE EUROPÉENNE

I.

On raconte que le dernier roi des Lombards, Didier, lorsque du haut des remparts de Pavie il put contempler l'armée de Charlemagne qui s'étendait à perte de vue tout autour et dont les armures reluisant au soleil rendaient l'aspect plus formidable, s'écria dans son effroi : « Du fer, du fer, grand Dieu ! que de fer ! »

Le souverain qui aujourd'hui règne sur la Lombardie et sur le reste de l'Italie n'est point assiégé dans sa capitale, mais le pays n'en est pas moins inondé de soldats, — les siens, bouillants d'ardeur, sur la rive droite du Mincio, — ceux d'un ennemi intrépide et aguerri, sur l'autre rive. Le déploiement militaire ne se borne pas à la péninsule italique, il n'est pas moindre, il est plus grand de l'autre côté des Alpes, au nord. D'immenses rassemblements d'Autrichiens, de Prussiens et d'autres soldats allemands sont à la veille de se ruer les uns sur les autres. Des armées bien plus nombreuses que celles qui en 1813 et 1814 se disputaient l'empire du monde dans les plaines de la Saxe ou sur le sol de l'empire français sont prêtes à s'entre-tuer. Quiconque aime la paix comme un souverain bien et déteste la guerre comme la plus cruelle des extrémités a lieu, en présence du spectacle qu'offre l'Europe centrale, de répéter avec douleur les paroles de l'infortuné Didier : *Ferrum, ferrum ! eheu ferrum !*

Il y a deux mois, l'Europe semblait dans une paix profonde, car personne alors ne considérait comme possible de longtemps l'explosion d'une guerre générale. Il y avait bien dans les esprits une vague inquiétude, mais ce sentiment était rétrospectif ; il s'appliquait au scandale que venait de causer la guerre de Danemark. On avait vu deux grandes puissances se coaliser contre un petit royaume, sous un prétexte emprunté à la fable du *Loup et de l'Agneau,* pour lui ravir des provinces solennellement garanties par des traités qu'elles-mêmes avaient signés. On n'avait pas craint ensuite d'entonner, du moins à Berlin, des chants de triomphe, comme si l'on eût ajouté aux fastes de l'armée prussienne quelque haut fait digne de figurer auprès des plus glorieuses batailles du grand Frédéric. Lorsqu'on se fut partagé la Pologne, les puissances spoliatrices avaient au moins respecté la pudeur publique ; elles s'étaient abstenues de célébrer leur exploit de grand chemin. La campagne du Danemark était pourtant un fait accompli. Cette petite nation, si recommandable par sa probité, son calme et son courage, avait bu le calice jusqu'à la lie. Elle avait succombé et s'était résignée. Les duchés de l'Elbe étaient reconnus la légitime propriété des envahisseurs. Le ciel semblait redevenir serein. A la vérité, les deux cabinets parés des faciles lauriers de Düppel et du Danevirke étaient mal d'accord. Ils se querellaient et se raccommodaient tour à tour. Les deux souverains se donnaient des rendez-vous où ils s'embrassaient avec une tendresse dont l'histoire vérifiera la sincérité, et le lende-

main leurs ministres échangeaient des notes désobligeantes.
L'Europe détournait les yeux de ce tableau, qui l'humiliait,
parce que sa conscience lui disait que, par son inaction en
face du méfait, elle s'en était rendue solidaire; mais elle
supposait que la division du butin finirait à l'amiable et
bientôt. On s'était entendu au sujet du Lauenbourg, il en
serait de même pour le reste.

Tout à coup un cri étrangement accentué est parti de
Berlin; une des deux puissances copartageantes, celle qui
notoirement avait entraîné l'autre, prétendit qu'elle était
menacée par sa complice, qui était bien éloignée de sembla-
bles desseins. Tout absorbée par l'apaisement de ses difficultés intestines et particulièrement de l'interminable différend de la Hongrie, l'Autriche n'aspirait qu'à vivre en paix
avec ses voisins, et c'était pour sauver la paix en Allemagne
qu'elle s'était prêtée à l'entreprise contre le Danemark.
Elle était pourtant lasse de toutes les complaisances qu'il
lui avait fallu avoir, mécontente de ce que dans le règlement
de l'avenir des duchés de l'Elbe ravis aux Danois on lui en
demandât sans cesse de nouvelles et blessée de ce qu'on
prétendît lui arracher indéfiniment des concessions indignes
de son rang et de sa renommée; mais il faudrait de grandes
ressources d'imagination ou une hardiesse sans bornes pour
convertir en un plan d'agression cette lassitude et ce malaise
que l'Autriche ne dissimulait pas. A l'appui de ses accusa-
tions inattendues contre l'Autriche, soit pour leur donner un
air de sincérité, soit pour d'autres raisons plus pratiques, la
Prusse a armé. L'Autriche aussitôt a cru devoir faire de
même. Les puissances secondaires de l'Allemagne, ne vou-
lant pas se trouver sans moyens de résistance au milieu du
conflit, se sont livrées aussi à des armements. Sur ce, la
Saxe a reçu de la Prusse une allocution menaçante imitée
encore de la fable du *Loup et de l'Agneau*, qui paraît être

en grande vogue sur les bords de la Sprée. Pendant que ces
incidents se passaient, les armements, au lieu de s'arrêter,
se développaient à vue d'œil. La Prusse convoquait le ban,
l'arrière-ban. L'Autriche faisait pareillement un appel général. Autour d'elles, on suivait plus ou moins leur exemple.
La Germanie est donc hérissée de baïonnettes; les remparts
de ses forteresses sont garnis de canons. Il y a peu de jours,
le *Times* calculait que près de 2 millions d'hommes étaient
réunis sous les drapeaux ou au moment de l'être, sur le territoire de la Confédération ou de ses dépendances. Les
armées prussienne et autrichienne se sont rapprochées des
frontières communes. Elles sont en face l'une de l'autre. La
déclaration de guerre est imminente, et la bataille ne se fera
pas attendre; mais le jour où les hostilités commenceront
sera un jour de deuil en Europe, je ne dis pas assez, un
jour où les hommes généreux seront saisis d'indignation
contre les promoteurs de cette perturbation générale.

Ce réveil de l'esprit guerrier et ces immenses préparatifs
de guerre, c'est un **désappointement** amer pour les amis du
progrès. Ils croyaient et disaient hautement que la paix du
monde civilisé se consolidait chaque jour, que la guerre
était de plus en plus réputée une barbarie, une folie, la pire
de toutes par l'argent qu'elle coûte, par la dévastation
qu'elle sème, et surtout par le sang dont elle inonde la terre.
On se flattait d'avoir définitivement mis un frein aux passions belliqueuses. Depuis 1848, on avait à peu près partout fait rentrer sous la loi du droit commun et dépouillé de
leur ascendant les aristocraties d'origine militaire, qui ne
voyaient de noble profession que celle des armes, et ai-
maient la guerre comme leur propre élément. En dernier
lieu, l'inauguration du principe de la liberté commerciale
avait paru opposer au génie de la guerre un obstacle presque insurmontable. Les esprits raisonnables croyaient que

ces liens commerciaux auraient assez de force pour rendre presque impossible la rupture à main armée entre les États civilisés. Maîtresses de leurs destinées, les nations, se di-sait-on, raisonnent et calculent. La solidarité de leurs intérêts réciproques va leur être évidente, car elles en recueilleront les bienfaits à tout instant. Comment donc con-sentiraient-elles désormais à recourir aux armes à moins d'avoir les motifs les plus pressants, leur indépendance à garantir, leur honneur à sauver d'une atteinte profonde, leur territoire à protéger contre un envahisseur ?

Il est à noter que les classes qui, dans la société euro-péenne, représentent plus directement la démocratie, donnent de toutes parts leur adhésion aux idées de progrès par la paix. Ces mêmes classes avaient jusque-là montré un pa-triotisme admirable de générosité, mais ardent et ombra-geux. En s'éclairant, elles en ont adouci les aspérités et tempéré les emportements. Plus que les classes moyennes, elles sont résolues à ne supporter de l'étranger aucune in-jure, et à rendre violence pour violence. Elles sont donc communément plus empressées à mettre leur sang et leur dernier écu à la disposition de la patrie dans le cas d'un péril à surmonter, d'une offense à repousser et à venger. En France, s'il le fallait, il n'y aurait qu'à frapper du pied la terre pour en faire sortir une armée innombrable et dé-vouée d'ouvriers et de paysans· qui se précipiteraient à la frontière, comme la France entière le fit au temps de Valmy, de Jemmapes et de Fleurus ; mais de nos jours et dans ces derniers temps l'ouvrier et le paysan ont dépouillé l'humeur agressive contre l'étranger. La guerre ne serait acceptée d'eux que si l'honneur national le commandait hautement. L'ouvrier et le paysan n'admettent plus qu'on les considère comme de la chair à canon, et qu'un gouvernement ambi-tieux ait le droit de les envoyer à la boucherie pour l'accom-

plissement de ses desseins. Ce n'est pas eux qui diraient:
*Morituri te salutant,* à moins que le salut de la patrie ou
sa dignité n'exigeât qu'on lui fît les plus grands sacrifices.
Toute l'Europe occidentale en est là aujourd'hui. L'ouvrier
et le paysan y apprécient la paix, la bénissent comme l'instrument de leur progrès, comme le palladium des libertés
nationales qui sont leurs garanties, comme le génie bien-
faisant sous les auspices duquel ils arriveront, moyennant
d'énergiques efforts, à avoir leur part de tous les bienfaits
moraux et matériels de la civilisation. D'ailleurs ils n'igno-
rent pas que plus que personne ils supportent le fardeau de
la guerre. On n'a pas pris suffisamment la peine de les
familiariser avec l'histoire ; parmi eux cependant s'est per-
pétuée la tradition de l'épuisement et de la misère affreuse
où les guerres de Louis XIV avaient réduit leurs pères.
L'ouvrier et le paysan de nos jours ont assez vu et assez
réfléchi pour savoir que la guerre, outre qu'elle leur prend
leurs fils pour les immoler, tarit, en s'appropriant les capitaux pour les dévorer, la source du travail, dont ils subsis-
tent, et celle de la prospérité publique, qui fait leur bien-
être, et détruit la matière première des améliorations sociales
et politiques, dont l'espoir les soutient et les anime. A leurs
yeux, la guerre est une calamité qui n'est acceptable que
quand c'est le moyen de repousser ce qui serait un malheur
plus poignant pour un peuple civilisé et grand, la perte de
son indépendance ou de son honneur.

Ce n'est donc pas le débordement des passions popu-
laires qui a mis l'Europe à deux doigts de la guerre, d'une
de ces guerres comme il n'y en a pas eu depuis 1815, car
ce serait bientôt une conflagration générale. Ce n'est pas
davantage le déréglement des goûts belliqueux des anciennes
aristocraties : celles-là ont été dépouillées de toute prépon-
dérance dans les affaires publiques. Ce n'est pas non plus

une aberration des écrivains ou des orateurs politiques; les
publicistes qui ont le don de se faire lire et les orateurs qui
ont l'oreille du public, ont en général très-peu de sympathie
pour la guerre. Ils la traitent comme il convient, et la dé-
peignent sous ses véritables couleurs, qui ne sont pas sédui-
santes. Le mouvement n'est pas parti des armées, qui
chercheraient dans la guerre, individuellement des occa-
sions d'avancement, collectivement le moyen d'exercer la
suprématie dans l'État. En Prusse, en Italie, en Autriche,
partout en Europe, les armées sont disciplinées et soumises
à la loi. Nulle part il n'existe des prétoriens imposant leurs
caprices aux souverains. De toutes parts les militaires, res-
pectueusement rangés autour du drapeau, attendent du
prince le signal qui doit enflammer leur courage et éveiller
leur ambition. Je ne parle pas des manufacturiers et des
grands commerçants ; ceux-là sont connus pour leurs dispositions pacifiques. La paix est pour eux l'objet d'un culte,
et en s'inspirant de l'esprit de dénigrement on a pu même
dire que c'étaient des partisans de la paix à tout prix.

Le fait capital de la situation, celui sur lequel il y a le plus
lieu d'insister, c'est qu'aucune puissance n'a des griefs qui
l'autorisent à déclarer la guerre; la dignité d'aucune d'elles
n'a reçu de blessure, aucune d'elles n'a été offensée ni ou-
tragée, aucune d'elles n'a éprouvé un dommage tel que,
pour en avoir la réparation, elle doive faire la guerre.

Il est d'usage qu'avant de déclarer la guerre les gouvernements publient un manifeste où ils font connaître à
tous, auprès et au loin, *urbi et orbi*, les motifs qui les ont
déterminés à cette résolution extrême. Ils jugent avec raison
qu'ils doivent des explications au monde civilisé, dont la
guerre révolte les sentiments d'humanité. Or, comment s'y
prendront la Prusse et l'Italie pour justifier leur entreprise
belliqueuse? Je ne parle que d'elles deux parce que tout

porte à croire que l'agression viendrait de l'une ou de l'autre, ou pour mieux dire des deux simultanément. La troisième des puissances qui sont engagées, l'Autriche, subira
la guerre, et une fois dans le conflit fera de son mieux pour
en sortir à son avantage; mais elle ne l'a pas cherchée. Son
désir notoire était de l'éviter. La Prusse dira-t-elle qu'elle a
été provoquée par l'Autriche? Le gouvernement prussien est
un grand gouvernement, éclairé, auquel tous les princes qui
ont régné à Berlin depuis le commencement du siècle ont
laissé des traditions d'honnêteté. Et pourtant, s'il tenait un
pareil langage, personne au monde ne le croirait. Le cas de
l'Italie est-il plus favorable dans la circonstance? Les Italiens prétendent que Venise est à eux. De quel droit? Il faut
remonter l'histoire jusqu'à l'empire romain pour y trouver
l'union de Venise avec l'Italie sous un seul et même souverain. Certainement ce fut une faute en 1797 que de détruire
l'indépendance de Venise pour en transférer la souveraineté
à une puissance allemande; certainement Venise a conquis
par sa noble attitude en 1848 les sympathies des libéraux
de l'Europe et du monde; certainement il est désirable que
Venise cesse de porter un joug qui lui pèse et dont les inconvénients pour l'Autriche elle-même sont reconnus de celle-
ci. Enfin il est probable que, s'ils étaient rendus les arbitres
de leur destinée, les Vénitiens aujourd'hui préféreraient au
rétablissement de leur indépendance leur annexion au
royaume d'Italie. Suit-il de là que le roi d'Italie soit fondé
à soutenir qu'on le dépouille et qu'on l'offense en refusant
de lui livrer la Vénétie, et que pour la conquérir il est
autorisé à prendre aujourd'hui les armes? Les Italiens sont
habiles à rédiger des documents; je doute pourtant qu'ils
parviennent à dresser un manifeste à cet effet qui supportât
la discussion. Parce qu'il est désirable, sauf l'approbation
explicite des Vénitiens consultés à cet effet, que Venise soit

incorporée au royaume d'Italie, est-ce une raison suffisante
pour que l'Italie déclare la guerre à l'Autriche afin de la
contraindre sur l'heure à lui céder Venise ? Où donc en
serait-on, et que resterait-il d'un droit public quelconque,
si à tout instant il était licite d'accomplir sur l'heure par la
force des armes tout ce qui est désirable par cela seul que
c'est désirable ?

Il s'est introduit de nos jours plus d'une innovation dans
la politique, et il faut s'en applaudir, car la plupart de ces
nouveautés sont heureuses et fécondes ; mais ce n'est pas
une innovation à recommander que celle qui consisterait à
récuser la patience et la temporisation comme des expédients
usés, à ériger en principe que, lorsqu'une question se présente, elle doit être résolue à la minute, et à poser en règle
que le sabre est le seul moyen de dénouer les difficultés.
Cette nouveauté prétendue serait le retour aux usages de la
barbarie.

Les Italiens disent que la paix armée les fatigue et les
épuise ; mais la guerre les épuiserait bien davantage. Où
ont-ils en effet les moyens de la faire? Non qu'ils soient dé-
pourvus de courage et de discipline, à cet égard je suis persuadé qu'ils feraient leurs preuves et fourniraient une hono-
rable carrière ; mais ils manquent des ressources matérielles
que la guerre réclame. La vérité, que les peuples doivent,
aussi bien que les rois, se résigner à entendre, la vérité est
que les Italiens, qui avaient déployé un admirable esprit de
conduite avant d'être unis en un seul État, n'ont plus été les
mêmes après qu'ils ont formé un seul corps, du Mincio à
l'extrémité méridionale du ci-devant royaume des Deux-
Siciles. La sagesse qu'on avait remarquée en eux jusque-là
a éprouvé une éclipse totale sur un point essentiel, les
finances. Ils n'ont pas su se faire un budget. Ils ont accu-
mulé déficit sur déficit. Tandis que les plus habiles financiers

sont unanimes à professer que l'emprunt est une ressource à réserver pour les temps de guerre, ils ont fait en temps de paix des emprunts énormes à l'étranger, en France surtout, malheureusement pour les petits capitalistes de Paris qui y ont englouti leurs épargnes. Ils ont totalement manqué de résolution pour se procurer par l'impôt des recettes en rapport avec leurs dépenses, ou pour abaisser leurs dépenses au niveau de leurs recettes possibles. Cette lourde faute, dont ils sentent la gravité maintenant, n'est pas imputable à leurs ministres des finances. M. Sella leur recommandait loyalement de s'imposer. M. Scialoja leur a répété de toutes ses forces ces recommandations salutaires. Ils ont fermé l'oreille jusqu'à ce qu'il fût trop tard. Ils se sont donné la satisfaction de proclamer de belles sentences. Ils ont étalé des réminiscences de la république romaine complétement hors de saison aujourd'hui. De même que le sénat romain après la bataille de Cannes vendait aux enchères le champ sur lequel était campé Annibal aux portes de la ville, ils ont pensé qu'ils donneraient un magnifique exemple de fierté patriotique en revendiquant avec éclat comme leur propriété Venise et le fameux quadrilatère. Par là, au jugement des hommes les plus expérimentés, de leurs amis les plus sincères, ils ont gâté leur situation. Par ces menaces inconsidérées, ils ont irrité un ennemi qu'ils avaient intérêt à apaiser, afin qu'une fois entré sur le terrain de la conciliation, on pût négocier et traiter de la cession de la Vénétie à des conditions équitables, sur lesquelles, quand on eût été de sang-froid, on serait vraisemblablement tombé d'accord.

Quelle est donc l'origine de cet étrange état de choses où l'Europe, comme un navire à la dérive, obéit à un courant qui l'a entraînée graduellement à la guerre? Comme on vient de le voir, on ne saurait citer une grande force sociale qui la pousse à cette fatale solution. Il est plus im-

possible encore d'assigner à la guerre qui est au moment
d'éclater un de ces motifs qui dans tous les temps ont pu
déterminer le choc des nations à main armée. Aucun État
n'a été blessé dans son honneur, aucun ne peut raisonnablement dire qu'on vient de lui causer un grand dommage.
et qu'il n'y a plus pour lui d'autre alternative que de tirer
l'épée. La tempête se déchaîne sans motif avouable. Des
ambitions irréfléchies, des appétits déréglés ont imprimé à
l'organisme européen une soudaine commotion à laquelle il
semble qu'il n'ait pas la puissance de se soustraire. Comment se fait-il que dans un siècle de lumières, dans un temps
où de toutes parts la liberté est l'objet d'un culte et compte
de fervents adorateurs dignes d'elle par leur talent et leur
dévouement, l'Europe subisse passivement, comme un trou-
peau, cette impulsion qui renverse les intérêts et les met
sous les pieds des passants, compromet les libertés des peuples, que le régime militaire a peu l'habitude de respecter.
offense ses sentiments et heurte ses espérances en tant de
genres divers? Est-ce que la liberté serait un vain mirage.
le progrès une illusion? Après tant d'efforts héroïques
pour s'affranchir, afin d'ennoblir et d'améliorer leur existence sous les auspices d'un régime libéral, les peuples
de la partie la plus civilisée du monde en seraient-ils encore
à dépendre absolument, servilement, d'un tout petit nombre
de hauts personnages dont les volontés, les élucubrations,
les fantaisies même seraient subies comme des arrêts du
destin? S'il en était ainsi, autant vaudrait vivre sous la loi
du droit divin, d'après laquelle les nations n'ont qu'à cour-
ber la tête et à obéir quand un roi ou un ministre a parlé...
Mais non, le spectacle auquel nous assistons en ce moment
n'est pas un démenti aux tendances bienfaisantes de la civilisation et aux espérances que les peuples ont conçues depuis 1789; ce n'est pas le renversement du principe de la

souveraineté nationale, la négation du droit qu'ont les nations de participer à la gestion de leurs propres affaires. La
liberté et le progrès ne sont pas de vains mots; ce sont de
puissantes et fécondes réalités. Ce qui arrive est un de ces
accidents qui sont si communs dans les affaires humaines.
L'accident ne fait pas la règle. Il est un avertissement donné
aux hommes pour qu'ils se la rappellent et en maintiennent
l'observation par leur résolution ferme. Les peuples n'ont
que les gouvernements qu'ils méritent; c'est une vérité qui
fut de tous les temps, et qui est incontestable dans le nôtre.
Pour être bien gouvernés, ils n'ont qu'à vouloir; mais
il faut que ce soit de cette volonté vigilante, éclairée et
forte qui est le propre des peuples vraiment dignes de la
liberté.

Essayons pourtant de voir un peu plus au fond des
choses. Rendons-nous compte des causes qui ont préparé la
situation anormale et remplie de périls dans laquelle l'Europe en ce moment est étonnée et émue de se trouver.

La constitution de l'Europe manque visiblement des
conditions qui assurent la stabilité des rapports politiques.
Il ne subsiste plus un traité dont les clauses, généralement
acceptées, garantissent un équilibre durable. Les traités de
1815 ont subi tant d'atteintes qu'il est impossible de demander pour eux le respect. Ils ont d'ailleurs un vice ori-
ginel : ils furent faits par des négociateurs qui méconnais-
saient les droits de l'espèce humaine. L'histoire du congrès
de Vienne est un monument de l'orgueil des rois vis-à-vis
des peuples. On s'y partagea les populations comme après
une razzia en Afrique on se partage les troupeaux capturés.
En outre un grand nombre des dispositions qu'ils portent
furent dictées par une haine aveugle contre la France.
Celle-ci a dû les subir tant qu'elle restait affaiblie; depuis
qu'elle a recouvré son antique vigueur, elle proteste contre

tant d'affronts et de méfiance, et entend s'y soustraire
comme à une oppression injustifiable. Seulement, ces traités
n'ayant pas été remplacés par un autre pacte, il s'ensuit
que l'édifice européen n'a pas de fondations. Il repose sur
le sable. Sentant de plus en plus l'instabilité de l'ordre européen, les gouvernements se tiennent en armes afin d'être
en mesure de parer à des éventualités constamment immi-
nentes. De là ce système qualifié de paix armée qui prévaut
en Europe et impose de grandes dépenses aux États. C'est
ainsi que la France, par exemple, entretient 400,000 hommes sous les drapeaux, tandis que 200,000 hommes suffi-
raient dans une situation qui serait régulière. La paix armée
est une charge pour les peuples, et quand elle se prolonge
indéfiniment, elle peut jusqu'à un certain point atteindre les
sources mêmes de la prospérité des États. Est-ce cependant
une raison pour se lancer de gaîté de cœur dans les hasards
de la guerre alors qu'on n'y est provoqué par aucun dommage, par aucune offense?

De bonne foi, la paix armée, dont je ne conteste pas les
inconvénients, avait-elle pour l'Europe des conséquences
telles, que ce fût pour les peuples un mal intolérable auquel
il fallait couper court à tout hasard? C'est ce qu'il est bon
d'examiner en se dégageant des exagérations qui gâtent et
discréditent les meilleures causes.

On représente que la paix armée est comme un boulet
que traînent les différentes nations de l'Europe, soit; cependant ce boulet n'était pas à ce point incommode qu'il leur
interdît de faire des progrès. La paix armée pèse sur les
budgets; mais si, en général, les budgets sont embarrassés et
surchargés, c'est peut-être moins par la grande part qui y
est faite aux institutions militaires que parce que chaque
peuple, dans sa généreuse impatience du progrès, a voulu,
sans compter et sans prendre la mesure de ses ressources,

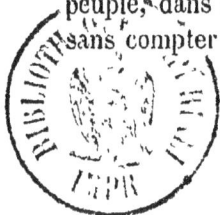

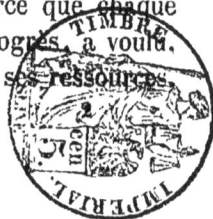

inscrire parmi les dépenses publiques. sur de grandes proportions, les améliorations sociales qui font l'honneur de
notre siècle. On veut des voies de communications de toute
sorte, et surtout des chemins de fer. qui rendent tant de
services, mais qui exigent tant de capitaux; on veut des
écoles de divers genres; on veut l'assainissement des villes
et du territoire, des ports munis du dispendieux outillage
qui est nécessaire à un commerce devenu immense. Avec de
pareils désirs, auxquels les États s'abandonnent, persuadés
que c'est suivre la bonne pente, comment la plupart des
budgets n'auraient-ils pas été obérés?

Il n'y avait guère que le budget de l'Angleterre où le
gouvernement fût bien à l'aise, parce que là le gouvernement laisse à l'industrie privée le soin, le profit et la gloire
de la plupart de ces améliorations. Le régime de la paix
armée restreignait, dans une notable mesure et d'une manière regrettable, l'essor de la société vers le perfectionne-
ment social et politique, l'accroissement de la prospérité
générale et individuelle, le développement du bien-être, mais
il ne le paralysait pas. Personne ne peut nier que les hommes
ne fussent incessamment mieux nourris, mieux vêtus, mieux
logés, mieux pourvus des principaux éléments du bien-être,
que les villes ne reçussent d'utiles embellissements, que les
lumières ne se répandissent avec rapidité, que les mœurs
publiques ne devinssent graduellement meilleures. Des établissements manufacturiers s'élevaient de toutes parts, en
même temps que des écoles et tous les autres établissements
que comporte une civilisation avancée. L'agriculture, justement nommée le premier des arts, mais jusqu'à notre
époque le moins encouragé, augmentait sa puissance pro-
ductive. La progression des revenus de l'État était manifeste
chez toutes les nations européennes à peu près, des rives du
Tage et du Volturne à celles du Danube, de l'Elbe et du

Volga. C'est le signe le plus certain de la prospérité publique. Quand on a sous les yeux de tels symptômes, on ne peut admettre que la société soit ruinée, qu'elle ploie sous le faix, et on repousse énergiquement comme une assertion sacrilége cette conclusion, que, poussés à bout et n'ayant plus d'autre issue, les peuples en soient réduits à se précipiter dans la guerre, comme pour forcer le destin à s'expliquer.

Quant aux charges matérielles qu'occasionne la paix armée, il n'est pas impossible de s'en former une idée approximative. La principale, la plus visible, celle qu'on allègue le plus, c'est le prélèvement excessif qu'elle fait sur les revenus des États. A ce sujet, quelques mots d'explication : occupons-nous de la France ; c'est son intérêt qui nous touche avant tout, ce sont ses affaires qui nous importent, c'est elle que nous connaissons le mieux. Admettons que la paix armée détermine la présence sous nos drapeaux de 200,000 hommes de plus. 200,000 hommes ajoutés au noyau de l'armée entraînent, en temps de paix, une dépense supplémentaire de 100 millions environ. Or, si nous faisions la guerre jusqu'à ce que nous eussions obtenu le remaniement de la carte de l'Europe, on peut bien supposer que nous aurions à emprunter 1 milliard et demi effectif, comme dans la guerre de Crimée, dont l'objet était plus simple et plus nettement défini. De plus, eu égard à l'état du marché, il ne semble pas qu'on dût s'attendre à placer l'emprunt au-dessus du taux de 55 en 3 pour 100. Avec l'amortissement accoutumé, ce serait une charge annuelle d'environ 85 millions à perpétuité. A cela on doit joindre une somme assez forte pour les pensions militaires. L'appauvrissement qu'éprouverait la société du fait de la guerre arrêterait la progression de l'impôt. De là une somme à rabattre du budget des recettes. Finalement, la guerre terminée, le budget de

l'État en serait affecté plus que par l'obligation imputée au
système de la paix armée d'entretenir 200,000 hommes de
plus. Il y aurait ensuite la perte que subirait la société, par
le fait de la destruction des capitaux que la guerre absorbe
et par celui du ralentissement imposé à l'industrie et au commerce, outre la douleur et l'affliction qui seraient semées
dans la plupart des familles, et qu'aucune somme d'argent
ne pourrait balancer. Ainsi, à part toute considération d'humanité, et c'est par manière de raisonnement que nous con-
sentons à en faire abstraction, on voit par ces aperçus rela-
tifs à la France que se jeter dans les hasards de la guerre,
afin de sortir des embarras et des dépenses de la paix armée, serait un fort mauvais calcul, une opération détestable.

Dira-t-on que le système de la paix armée prive les arts
utiles des bras d'un grand nombre d'hommes? Mais si nous
faisions la guerre, ce serait bien autre chose. Tant que les
hostilités dureront, l'armée française devra être augmentée;
comme on le disait il y a peu de jours, nous aurions
600,000 hommes sous les drapeaux. Et ces soldats, la lutte
terminée, rentreraient-ils dans leurs foyers pour s'y remettre
au travail? Hélas! il y aurait dans leurs rangs l'épouvan-
table déchet de la guerre. Les armes meurtrières dont on
se sert aujourd'hui fauchent les bataillons et les régiments
avec une rapidité effrayante. Ainsi, dans l'intéressant livre
du docteur Chenu, je lis ce renseignement, qu'à la bataille
de Waterloo, qui fut si longue et si acharnée, et dans les
deux jours précédents, l'armée anglaise, fort maltraitée malgré
sa victoire, n'eut pas plus de 8,000 blessés, tandis qu'à
Solférino les Français et les Sardes en ont eu 16,000 et
l'armée autrichienne 21,000 (1). Les maladies, la fatigue

(1) Voici un autre terme de comparaison que fournit le même ouvrage :
« Dans l'armée anglaise, dit M. Longmore, la portée des anciens fusils (les

déciment les armées et font plus de victimes encore que le fer et le feu, le double pour le moins, à ce que nous apprend la statistique. Après une guerre un peu prolongée, la portion énergique et vaillante de la population, celle qui peuple les ateliers et subvient aux travaux pénibles des champs, serait donc diminuée partout. Cet effet serait plus sensible qu'ailleurs dans les pays tels que la France, où la population ne se développe qu'avec lenteur. A ce point de vue donc, la guerre, au lieu d'être un correctif de la paix armée, ne ferait qu'en aggraver les funestes effets.

Prenant la question par un autre côté, on représente que la paix armée entretient parmi les peuples la défiance et l'irritation. Il se peut qu'elle y tende, et je le crois; mais tant que dure la paix, même armée, les peuples se visitent pour leurs affaires, leur agrément ou leur instruction : de là une tendance meilleure qui fait plus que balancer l'autre. N'est-il pas évident que, surtout depuis qu'un réseau de chemins de fer couvre l'Europe entière, les peuples, en dépit de la paix armée, s'apprécient et s'estiment de plus en plus, et ont une sincère amitié réciproque. Les gouvernements peuvent être momentanément aigris les uns contre les autres; les nations ne les imitent pas. Dans la guerre, quand toutes les familles sont atteintes dans leurs affections les plus chères et dans leur fortune, quand aux griefs privés se joignent les griefs de la patrie, les haines

---

*brown-bess*) était de 90 yards (82 mètres), et celle des carabines de 200 yards (184 mètres). Aujourd'hui, avec les armes dites Enfield, la portée du but en blanc est de 1,000 à 1,100 yards (do 946 à 1,006 mètres). Aussi, dans la guerre de la Cafrerie, d'après l'autorité du colonel Wilford, sur 80,000 coups de fusil tirés avec les brown-bess, 25 hommes seulement ont été atteints, tandis que dans la guerre des Indes, à Cawnpore, une compagnie armée de fusils Enfield mit, par une seule décharge, 69 cavaliers hors de combat. » (*Rapport au conseil de santé*. etc., par le docteur Chenu, p. 630.)

nationales se ravivent, elles s'emparent des âmes. même des
meilleures, elles deviennent ardentes, implacables; la civilisation recule dans ce qu'elle a de plus majestueux, le rapprochement sympathique des peuples et des races.

Supposons la guerre déclarée. Le Rubicon est franchi;
c'est alors qu'il faut résolûment soutenir l'honneur national,
car un échec n'atteindrait pas seulement la dignité du pays,
ce serait la ruine matérielle de sa puissance. De nos jours,
la guerre n'offre pas seulement les tristes et odieux carac-
tères qui, avant notre époque, la faisaient si vivement
réprouver des philosophes, des hommes vraiment religieux,
des esprits libéraux, comme des commerçants et des chefs
d'industrie, et si cordialement détester des mères de famille.
Elle y joint un grand défaut que tout homme d'Etat digne
de ce nom doit prendre en grande considération, elle est
effroyablement dispendieuse. Le temps n'est plus où un État
tel que la France pouvait faire face à l'Europe coalisée et
subvenir à toutes les dépenses de son administration avec
des budgets de 600 millions à 1 milliard 200 ou 300 millions (1), comme ceux du premier empire. La guerre de
Russie en 1854 et 1855, celle d'Italie en 1859, celle qui a

---

(1) En l'an ix (1801), les dépenses de l'État furent de 550 millions.
Avec les frais de perception, ce serait moins de 600 millions. Le budget
des dépenses s'élève progressivement. Il est de 500 millions en l'an x, frais
de perception non compris, de 632 en l'an xi, de 804 en l'an xii. On
trouve dans M. Mollien les chiffres suivants sur les huit dernières années
de l'empire.

| | |
|---|---|
| 1806. . . . . . | 970,810.000 francs. |
| 1807. . . . . . | 777,850,000 |
| 1808. . . . . . | 814,418,000 |
| 1809. . . . . . | 857,371,000 |
| 1810. . . . . . | 859,464,000 |
| 1811. . . , . . | 1,103,367,000 |
| 1812. . . . . . | 1,168,000.000 |
| 1813. . . . . . | 1.263.803,000 |

déchiré le sein de l'Union américaine de 1861 à 1865, montrent à quelles dépenses on s'oblige de nos jours, quand on s'engage dans une grande guerre. Dans la lutte de 1854 et 1855 contre la Russie, quoique la France partageât la tâche avec un puissant allié, nous avons dû, pour dix-huit mois d'hostilités, emprunter 1 milliard 1/2, outre ce qu'a pu fournir aux budgets de la guerre et de la marine l'impôt, augmenté dans la limite du possible. En peu de semaines, la guerre d'Italie de 1859 nous a coûté près de 500 millions, obtenus par l'emprunt, sans compter tout ce qu'on a pu prendre sur les revenus ordinaires. La guerre la plus récente dont le monde civilisé ait donné le spectacle, celle où le nord et le sud des États-Unis étaient en présence, a laissé au Nord une dette de 15 milliards, outre les emprunts particuliers des États et des villes qui avaient souscrit des engagements considérables pour enrôler des volontaires et équiper des régiments, le tout indépendamment des impôts grandement accrus. Le nord des États-Unis a donc dépensé pour faire la guerre bien au delà de 4 milliards par an.

Il serait téméraire d'essayer de prévoir la somme qui sera nécessaire aux puissances belligérantes; mais il est vraisemblable que pour chacune d'elles ce ne sera pas moins d'un milliard d'ici à la fin de l'année. Or la Prusse, l'Autriche, l'Italie, les seules puissances dont il soit permis encore d'affirmer qu'elles vont s'engager dans le conflit, sont-elles en position de se procurer une pareille somme ? A cette question, la réponse ne peut-être affirmative que pour la Prusse, dont les finances sont dans un état meilleur, et qui jouit d'un grand crédit. La Prusse pourrait trouver toute somme qu'il lui faudrait, par le moyen de l'emprunt et de l'impôt convenablement combinés. — Jusqu'à quel point en serait-il de même de l'Autriche et de l'Italie ? Ici la scène change, et ce qui est une certitude quand il s'agit de la

monarchie des Hohenzollern devient, avec ces deux autres
États, extrêmement problématique. L'Autriche a fait des
efforts d'une louable persévérance pour remettre l'ordre
dans ses finances. Soumise au régime du papier-monnaie
depuis 1848, sous la forme des billets de la banque d'Autriche, investis du privilége du cours forcé, elle a senti qu'il
lui importait de s'y soustraire. Ce résultat si désirable et
tant désiré était au moment d'être atteint lorsque ont éclaté
les difficultés actuelles, et on pouvait raisonnablement se
flatter de voir sous peu le papier-monnaie remplacé dans les
échanges par les métaux précieux, car le cours des billets
était tout près du pair ; mais déjà cet heureux symptôme est
évanoui. Le papier-monnaie autrichien présente aujourd'hui
un grand écart. Le pair du florin serait de 2 francs 59 cen-
times ; le cours du florin en **papier** est de 2 francs environ.
Tant que persistent les causes qui l'ont déterminée, la dépréciation du papier-monnaie est comme la chute d'un bloc de
rocher du sommet d'une montagne ; elle va toujours se pré-
cipitant davantage. C'est que, plus on émet de papier-monnaie, plus il se déprécie, et plus il s'est déprécié, plus forte
est la quantité qu'il en faut émettre pour se procurer une
même ressource effective, c'est-à-dire l'équivalent d'une
même somme en or ou en argent. C'est ainsi que le papier-
monnaie des États-Unis pendant la guerre civile, après
s'être maintenu avec une perte d'un cinquième ou d'un
quart au plus pendant un long intervalle, est de là descendu
assez vite à une dépréciation de moitié, plus vite encore à
celle des deux tiers. Si le Sud, moins exténué, avait pu con-
tinuer la lutte un an de plus, la perte sur les *green-backs* (1)
eût été vraisemblablement des cinq sixièmes.

_____

(1) *Green-backs*, dos verts. On nomme ainsi le papier-monnaie du gouvernement fédéral, à cause de la couleur du papier sur lequel il est imprimé.

C'est pour ce motif qu'un État qui a établi le papier-
monnaie chez lui trouve très-difficilement à négocier des
emprunts de quelque importance. L'étranger se refuse
à lui prêter, parce qu'il ne sait sur quoi compter. Les nationaux, pour y consentir, réclament de grands avantages,
des priviléges exceptionnels, onéreux au trésor, et même à
ces conditions ils sont fort tièdes et ne prêtent que des
sommes bornées. Aussi les États dont les finances sont lan-
cées sur la mer agitée du papier-monnaie n'empruntent-ils
guère que par l'émission même de ce papier. Avec le papier-
monnaie, dont le signe caractéristique est le cours forcé, un
État emprunte à ses nationaux, quoi qu'ils en aient. C'est
en apparence d'une commodité parfaite. On fait de l'argent
sans rien de plus qu'une planche aux assignats ; mais cet
argent si aisément fabriqué se rapproche de plus en plus de
la fiction. De plus en plus on voit que c'est l'ombre substi-
tuée à la substance. L'instrument des échanges, qui est non
plus un poids fixe d'or ou d'argent, mais un chiffon de
papier inconvertible en métal et par cela même mobile dans
sa valeur et baissant selon des lois capricieuses, n'offre plus
de sécurité au commerce et à l'industrie agricole ou manu-
facturière. Le producteur, n'étant plus assuré de recevoir en
payement de ses produits une valeur équivalente, est décou-
ragé et hésitant ; il restreint ses opérations. Le travail se
suspend ou tout au moins languit. Une société qui travaille
moins s'appauvrit, parce que c'est le travail qui est le géné-
rateur de la richesse. Les impôts rendent moins en propor-
tion de la diminution de la production et des affaires dont la
production est la base. Les populations, dont la principale
ressource est dans leur salaire, souffrent, se plaignent et
s'aigrissent. Le trésor national s'emplit moins. non-seulement parce que la féconde activité du travail a reçu une forte
atteinte, mais aussi parce que les impôts s'acquittent en un

papier de plus en plus déprécié. Si pour remédier à la pé-
nurie du trésor on fait varier le tarif des impôts au prorata
de l'avilissement du papier-monnaie, on n'évite un écueil
que pour se heurter sur un autre. Ces changements, qui ne
peuvent jamais se faire que par approximation, alarment les
producteurs, bouleversent les contrats, troublent toutes les
existences, puisqu'ils réagissent sur les engagements anté-
rieurs, et, par les pertes qu'ils déterminent, déconcertent les
peuples et ajoutent à leur mécontentement. C'est bientôt un
désarroi général.

Voilà pourtant où en sera réduit l'empire d'Autriche!
Jusqu'où pourra aller la dépréciation dans cet empire? Je
ne me hasarderai pas à émettre une conjecture, mais il n'y
aurait rien de surprenant à ce que, après quelques mois de
guerre, le florin en papier tombât à 1 franc. Alors, pour
obtenir une valeur effective de 100 millions de francs, somme
si vite dévorée par une grande guerre, il faudrait ajouter à
la circulation 259 millions en papier. L'État s'endettant de
259 millions pour 100 millions qu'il recevrait, quelle
épreuve pour les finances! Lorsqu'ils sont ainsi à bout de
ressources régulières, les gouvernements ont infailliblement
recours aux réquisitions et aux exactions, parce que tous
les moyens légitimes leur ont échappé ou se sont brisés dans
leur main. La forme de ces spoliations varie selon le génie
des financiers du jour, mais le fond est invariablement le
même, à savoir la violence et la tyrannie. En un mot, pour
peu que la guerre se prolongeât, la situation intérieure de
l'Autriche ne serait plus tenable. Le gouvernement des Habsbourg serait amené forcément à obérer ses peuples, à violer
vis-à-vis d'eux les lois et les usages des sociétés civilisées
et à leur donner des griefs contre lui-même en séquestrant
leurs libertés.

Les contributions et les réquisitions levées sur le pays

ennemi, en supposant qu'on soit victorieux et qu'on ait
porté la guerre au delà des frontières, n'apportent pas un
grand adoucissement à la gêne extrême qui est l'accompa-
gnement du papier-monnaie. L'expérience a prouvé que ces
expédients rapportent à celui qui les impose infiniment
moins qu'ils ne coûtent aux contrées occupées qui les su-
bissent. On ruine l'ennemi, on lui inflige une détresse
affreuse ; l'aide qu'on en retire n'est que très-médiocre,
parce que ce qui est ravi à l'habitant est en majeure partie
gaspillé et détruit. Et souvent on a lieu de se repentir de cette
pratique, non-seulement parce qu'on se fait ainsi une détestable renommée, sans tirer un grand profit matériel de ses
méfaits, mais aussi parce qu'en traitant de la sorte les populations envahies on leur inspire le courage du désespoir.

L'empire d'Autriche est cependant d'une constitution
assez robuste pour résister aux épreuves intérieures que
nous venons d'énumérer. Ce ne serait pas la première fois
que le souverain et les peuples auraient souffert ensemble.
La communauté d'existence heureuse et malheureuse entre
la maison d'Autriche et ses sujets est plusieurs fois sécu-
laire. Les liens d'affection réciproque sont aussi solides
qu'ils sont anciens. L'empire peut subir des désastres, il
n'en serait pas désorganisé ; mais l'Italie, royaume né
d'hier, a-t-elle les mêmes garanties ?

Au point de départ, je veux dire en ce moment-ci, les
finances de l'Italie sont dans un état pire que celles de
l'Autriche. Le point de départ pour l'Autriche, c'est un
budget à peu près en équilibre ; pour l'Italie, c'est un
budget en proie à un déficit chronique. Les diverses me-
sures financières recommandées par M. Scialoja vont être
adoptées ou l'ont été ces jours derniers ; mais cette sanction
donnée *in extremis* par le parlement italien ne fera au nouveau royaume qu'un budget de paix, alors qu'il aurait

besoin d'un budget de guerre qui serait tout différent. On comblera la différence au moyen du papier-monnaie ; l'affaire est arrangée avec la banque principale, aux billets de laquelle on accorde le cours forcé : funeste présent pour le pays et pour la banque elle-même ! Voilà donc l'Italie sous la loi du papier-monnaie. C'est une plaie qu'elle ne connaissait pas et qui l'éprouvera profondément. Déjà avant l'émission totale des 250 millions en billets de banque dont le gouvernement italien s'est réservé l'usage, ce papier-monnaie perd plus de dix pour cent. Où en sera-t-il quand les billets émis en faveur de l'État seront montés à 7 ou 800 millions, niveau qu'on atteindrait bien vite avec la guerre? Il n'y aurait rien de surprenant à ce qu'alors la dépréciation fût des trois quarts. Qu'est-ce que deviendront le commerce et l'industrie de l'Italie, sous ces malencontreux auspices? Avec des transactions interrompues, un travail désorganisé, quelles perspectives sont ouvertes à ce jeune royaume? Comment s'arrangera le gouvernement avec cette population si impressionnable, si mobile? Qu'est-ce que celle-ci pensera bientôt du nouveau régime, que les partisans des gouvernements déchus s'appliquent tant à décrier?

Avec ce papier avili que l'Italie donnera à ses soldats et à ses fournisseurs, comment marchera la guerre? On répond que l'Italie peut disposer d'un capital de 2 milliards en biens du clergé, et que ce sera pour elle ce que furent pour la révolution française les biens des couvents et ceux des émigrés. C'est en effet une réserve, mais elle est moins large que ne le ferait penser une estimation de ces biens qui se rapporte à un état normal des choses. En France, la vente des biens du clergé avait commencé et était passée dans la pratique avant que la révolution française n'eût rompu avec l'Europe. La guerre, dès qu'elle eut éclaté, fut marquée par des événements tels que le gouvernement révolutionnaire fut respecté et craint au dedans et au dehors, ce qui, pendant quelque temps, soutint le cours des assignats. Le papier-monnaie de l'Italie aura-t-il la même assistance ? Je souhaite de tout mon cœur à l'Italie unitaire que, si elle rencontre les Autrichiens sur les champs de bataille, elle ait ses journées de Valmy et de Jemmapes ; mais personne ne peut affirmer qu'il en serait ainsi dans l'hypothèse où elle serait livrée à ses propres forces. Bien des personnes croient que, seule contre les Autrichiens, elle ne récoltera pas les mêmes lauriers que l'armée française au début des guerres de notre grande révolution, parce que les soldats italiens, tout braves et dévoués qu'ils sont, ne valent pas les bandes aguerries des Autrichiens. qui paraissent d'ailleurs tout aussi animées, tout aussi enthousiastes.

Il n'est pas certain que, mis en vente en ce moment, les biens du clergé trouveraient en Italie une foule empressée d'acquéreurs. En France, les biens nationaux qu'on vendait étaient la dépouille d'un clergé fugitif et d'une noblesse qui avait émigré, et par là s'était attiré des haines violentes. En Italie, ce sont les biens d'un clergé présent. actif, influent, dont le mécontentement, s'il se déclarait, serait un danger. Enfin on sait bien qu'en France même. malgré la crainte que la révolution française inspirait à l'intérieur et à l'extérieur, les terres du clergé et des émigrés ne se placèrent qu'à vil prix. En moyenne, on n'en retira peut-être pas le quart ou le cinquième de leur valeur. En résumé, ces biens du clergé italien, qui, avec la paix, auraient pu être utilisés de manière à sauver d'un désastre les finances de l'Italie, seront rapidement consumés en temps de guerre. Par conséquent, même en supposant, ce qui n'est point fait encore, qu'on organise sur une grande échelle la vente générale des biens du clergé et qu'on s'en défasse rapidement, la guerre. pour peu qu'elle ait de durée.

ne dispensera pas le royaume d'Italie de la déplorable nécessité de recourir systématiquement et en grand aux réquisitions, qui sont la dissipation des ressources d'un État,
la négation du droit de propriété, une menace permanente
contre l'industrie, une rude atteinte à la sécurité que le travail réclame pour déployer son action. Pour qu'un royaume
formé d'hier ne tombât pas en éclats dans une telle expérience, il faudrait qu'il eût bien du bonheur.

Ici, si je pouvais me permettre une digression, je m'ar-
rêterais pour développer une idée qui ressort de ces obser-
vations et qui a bien sa moralité : un peuple qui ne sait pas
s'administrer, qui gouverne mal ses finances, se frappe par
cela même d'incapacité et se prive des moyens de soutenir
une guerre juste ou injuste. Un peuple qui n'a pas le goût
ou l'intelligence de l'industrie dans ses diverses branches,
chez lequel le travail n'a pas une grande puissance produc-
tive, qui par cela seul est inhabile à créer de la richesse,
est condamné par son impuissance même ou sa médiocrité,
à s'abstenir de ce qui est possible à d'autres. La guerre sans
nécessité est une faute de la part d'un peuple quelconque ;
elle est une énormité et une occasion presque infaillible de
désastre pour un peuple qui aurait désorganisé ses finances,
ou qui ne posséderait pas dans une industrie vivace et bien
organisée le moyen de les régénérer.

La conclusion qu'on peut tirer de ce qui précède, c'est
que, sur les trois puissances qui depuis deux mois gravitent
vers l'état de guerre et y semblent inévitablement amenées
aujourd'hui, il y en a au moins deux pour lesquelles ce sera
une aggravation extrême d'une situation intérieure déjà
difficile, sans compter les périls extérieurs. La temporisation, la paix armée, malgré ses inconvénients, était bien
préférable ou bien moins mauvaise. Quant à la troisième, la
Prusse, les inconvénients et les dangers de la guerre seront

pour elle d'un genre différent ; ils n'en sont pas moins réels ni moins graves. Je ne crois pas devoir tenter de les signaler ici en détail.

Ce serait se risquer plus qu'il ne convient dans les régions nuageuses de la politique toute spéculative quant à présent que de chercher à deviner si, après quelque temps, d'autres puissances n'interviendront point dans la guerre, quelles pourraient être ces puissances et quelle direction leur immixtion donnerait au cours des événements. Aujourd'hui la situation est trop obscure, elle change trop au gré des incidents, pour qu'il soit possible de se hasarder à des prévisions touchant à un tel sujet. Les perspectives de l'horizon sont comme les effets du kaléidoscope. Chaque jour pour ainsi dire en montre quelqu'une qui n'est pas celle de la veille. Mais à moins que les hostilités ne cessent dans un bref délai, il y a lieu de s'attendre à des complications nouvelles et à ce que le nombre des belligérants s'augmente de quelque grand État dont l'entrée sur la scène déterminerait celle des puissances rivales. La question romaine ne sera-t-elle pas bientôt soulevée, et la question d'Orient ne reparaîtra-t-elle pas après un peu de temps, si l'Allemagne et l'Italie sont en feu ? Quelle serait l'attitude de la Russie, qui est fort peu satisfaite des clauses du traité de Paris de 1856, en vertu desquelles elle est, comme puissance militaire, exilée de la mer Noire, et qui a un penchant bien naturel à profiter de toute occasion pour s'affranchir de cette interdiction ? L'Angleterre, qui, sous lord Palmerston, avait érigé en principe, presque en article de foi, depuis 1840, que le maintien intégral de l'empire ottoman était une des conditions nécessaires de l'ordre européen, resterait-elle alors fidèle au système d'abstention totale que depuis un petit nombre d'années elle s'est mise à professer, et dont le roi de Danemark a subi les conséquences ? Et la

France, qui a protégé l'Italie, lui a assuré l'indépendance à Solférino et lui a fourni l'occasion de se constituer sur la base de l'unité, n'éprouverait-elle pas quelques tentations belliqueuses, si les Autrichiens, dans le cas même où ils n'auraient point été les agresseurs, après avoir battu les Italiens, qui auraient commencé la guerre, et passé le Mincio à leur suite, reprenaient à l'Italie la Lombardie, présent de la France, et franchissaient les Apennins pour menacer Florence? La guerre, une fois commencée, pourrait donc amener des prétentions nouvelles et très-inquiétantes, bien d'autres même que celles que nous venons d'indiquer, car par exemple la question des principautés danubiennes est aujourd'hui pendante, et il ne faudrait pas la travailler beaucoup pour en faire sortir des causes de conflit. On ne sait pas où la guerre une fois déchaînée pourra mener l'Europe. C'était une raison puissante pour qu'on s'efforçât de l'écarter quand il en était temps encore.

En ce qui concerne la France, il y a lieu de recommander qu'elle garde la neutralité et s'abstienne, tant qu'on la respectera, de prendre fait et cause pour quelqu'une des parties belligérantes. Il ne manque pas de personnes qui veulent que la France guerroie pour donner Venise à l'Italie. Il est de sa dignité, en effet, de protéger contre un retour offensif de l'Autriche cette Italie dont elle a contribué à fonder l'unité. Mais tant que l'Autriche n'attaquera pas l'Italie, la France doit se tenir pour satisfaite, et si c'est l'Italie qui se fait l'agresseur, la France doit lui laisser la responsabilité de sa levée de boucliers. On ne saurait reconnaître à l'Italie le droit d'engager la France dans la guerre par une agression contre l'Autriche. L'Italie est indépendante; mais apparemment la France l'est aussi. L'Italie peut, sans la permission de la France, par l'effet de son libre arbitre, se précipiter dans les hasards de la guerre en s'écriant : *l'Italia fara da se;* mais si, en vertu de son indépendance, l'Italie commet la hardiesse ou la témérité d'attaquer l'Autriche, que ce soit à ses risques et périls. Si elle y conquiert une province, tant mieux pour elle, qu'elle la conserve. Mais si la chance des batailles faisait qu'elle en perdît une, nous faudrait-il passer de nouveau les monts pour la lui reconquérir, en y sacrifiant une seconde fois 50,000 de nos braves soldats et 500 millions ? Quelle serait la fin de ce jeu étrange où nous interviendrions sans cesse pour restituer à l'Italie ce qu'elle aurait perdu par suite de ses entreprises ? Je ne réclame pas pour mon pays la domination de l'Italie, mais je proteste contre un système qui ferait de nous ses champions contraints et forcés, et avec lequel nous serions, non pas ses patrons, mais ses humbles serviteurs.

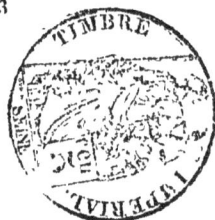

3

La guerre serait-elle définitivement évitée lors même que, par impossible, on parviendrait à retenir l'élan des armées de l'Italie, de l'Autriche, de la Prusse? On peut croire que ce ne serait qu'un ajournement, si l'on n'allait pas au delà dans les voies de la conciliation et de l'affermissement de l'assiette de l'Europe. L'ordre européen, n'ayant plus aucun fondement solide, est à chaque instant à la merci d'un incident, d'un coup de main d'une puissance, des intrigues d'une autre. Les grands États ont lieu d'être constamment sur le qui-vive, les petits États doivent sans cesse trembler; leurs souverains, le soir en se couchant, ne sont pas assurés de se retrouver le matin à leur réveil la couronne sur la tête.

Un ordre stable n'est possible que sur des bases nouvelles, c'est une vérité reconnue aujourd'hui; mais on est d'accord seulement sur ce qui peut s'appeler la partie négative du sujet, c'est-à-dire sur ce point que les fondations manquent à l'édifice européen, qu'il est indispensable d'avoir un nouveau traité de Westphalie. Sur ce que seraient ces fondations, sur ce que pourraient être les stipulations de ce traité, l'unanimité fait place au désaccord : chacun a ses opinions qu'il maintient et qu'il garde.

Je n'ai point, Dieu m'en préserve, la présomption de me croire capable d'indiquer ce que pourraient être ces nouvelles bases. Les différents États de l'Europe ont des diplomates qu'ils payent chèrement pour examiner et élaborer les problèmes de ce genre. Ces hauts fonctionnaires ont une belle occasion pour déployer leurs talents et leur savoir-faire. Ils seront sans doute heureux de la saisir. Ils ont dù déjà se livrer à de profondes méditations sur ce sujet. Le public européen attend, disposé à les écouter comme des oracles; il applaudira vivement si on lui apporte un arrangement passable, et son suffrage pèsera dans la détermination des gouvernements intéressés.

Lorsqu'il s'agissait de réunir la conférence que le refus de l'Autriche a forcé l'Europe à abandonner, il avait été convenu qu'elle n'aurait à traiter que certaines affaires désignées d'avance, celles qui ont mis les armes à la main des trois États engagés : les duchés de l'Elbe, la Vénétie, la réorganisation de la Confédération germanique. Il était utile que le rôle de la conférence fût ainsi nettement limité, c'était la condition même d'une issue pacifique du différend actuel. Est-ce pourtant là tout ce qu'il convient de demander? Une fois cette querelle apaisée, il y aurait eu lieu de revenir à la pensée d'un congrès où toute l'Europe serait représentée, et qui se proposerait la tâche recommandée à l'Europe par l'empereur Napoléon III il y a trois ans, de dresser un acte qui désormais serve de base au droit public de l'Europe. Pour une œuvre pareille, le concours de tous est indispensable.

Bien plus, les rapports des différents États de l'Europe se sont tellement multipliés, et par conséquent les sujets de discussion tendent tellement à être nombreux, qu'il faudrait à l'Europe une sorte de tribunal international où les différends viendraient se vider et devant lequel seraient traduites les questions à résoudre. Ce conseil ressuscité des amphictyons de la Grèce serait un bienfait pour les peuples. On ne voit même pas d'autre moyen d'assurer le respect dû à l'acte de pacification qui aurait été dressé et de soustraire l'Europe pour un long espace de temps au retour de l'onéreux système de la paix armée.

La tentative d'instituer un pouvoir investi de cette haute prérogative ne serait pas une nouveauté. Dans le moyen âge, la papauté était une autorité arbitrale reconnue par les

princes turbulents de ce temps-là et à plus forte raison par
les peuples, pour lesquels c'était une providence tutélaire.
Les sentences du saint-siége obtenaient, sinon toujours, du
moins souvent, l'obéissance et le respect. La base de cette
juridiction, c'était la croyance que le pape, vicaire de
Jésus-Christ, était le supérieur des rois, à ce point que
ceux-ci fussent devant lui de simples justiciables et pussent
par lui être dépouillés même du sceptre. Une pareille constitution de l'Europe a fait son temps depuis des siècles, et
aujourd'hui on ne peut la mentionner que pour mémoire.

De ce système, tout ce qui peut se recommander de nos
jours, c'est la pensée vraie, généreuse et toujours oppor-
tune, que la chrétienté est un grand corps où les éléments
d'homogénéité sont très-vivaces et mériteraient d'être con-
sacrés par une organisation politique permanente. Ce fut
cette pensée que reprirent les souverains de l'Europe en 1815
sous l'influence de l'empereur Alexandre. Malheureusement
elle fut viciée par les passions réactionnaires qu'on y mêla
presque aussitôt. Il en sortit la Sainte-Alliance, institution
remarquable en elle-même, mais qui n'est plus connue de
nos jours que par les tendances antilibérales auxquelles
elle s'abandonna. A ce titre, l'impopularité qui s'attache à
son nom est pleinement justifiée. Aussi les amis des libertés
publiques en Europe s'élevèrent-ils contre elle avec énergie,
indignés qu'ils étaient de la compression qu'elle s'efforçait
d'établir et de la propagande qu'elle exerçait en faveur de
l'absolutisme par des expéditions comme celles des Autrichiens contre le gouvernement constitutionnel en Piémont et
à Naples en 1821, et celle de la France en Espagne en
1823. La Sainte-Alliance fut frappée à mort par la résistance de l'Angleterre, où Canning eut le mérite de la répu-
dier. Il en resta cependant pour les cinq grandes puissances
l'usage, bon en soi, de conférer de temps en temps sur les

intérêts communs et d'exercer par intermittence un arbitrage
général auquel, depuis 1830 et même un peu auparavant,
présida le plus fréquemment un louable esprit de modération. C'est ainsi, par exemple, qu'on intervint en 1828 pour
sauver la Grèce de la destruction. En 1856, après la guerre
de Crimée, l'harmonie des grandes puissances, qui avait été
détruite par cette lutte sanglante, parut se rétablir plus
cordiale que jamais. On put croire que le concours de tous
était acquis à la cause du progrès, et un souffle généreux
dirigea les délibérations du congrès de Paris. Mais ce ne
fut que pour un moment. La froideur se mit bientôt entre
la France et l'Angleterre. D'autres dissidences éclatèrent
entre les États les plus influents. La doctrine de l'isolement
devint à la mode. L'Angleterre, en se désintéressant totalement des affaires du continent, y a contribué pour une
bonne part.

Envisagée dans son principe, la Sainte-Alliance répon-
dait à un besoin réel, impérieux même, des esprits, celui de
maintenir un lien visible entre des nations d'une même famille, adorant le même Dieu, ayant les mêmes mœurs, pro-
fessant les mêmes idées, cultivant les mêmes sciences par
les mêmes méthodes et se livrant aux mêmes arts par les
mêmes procédés, et d'ouvrir pour ces nations un aréopage
auquel le faible pût recourir contre les entreprises du fort.
Dans son principe même néanmoins, elle soulevait une ob-
jection que saisirent aussitôt les amis de la liberté, parce
qu'on leur en donna lieu. Si parmi les peuples chrétiens une
autorité positive était constituée, ce serait la monarchie uni-
verselle, qui est la proche parente du despotisme universel.
La critique, que nous venons d'exprimer, du principe de
la Sainte-Alliance était particulièrement fondée à l'époque
où cette organisation vit le jour. La voix des peuples était
étouffée, leurs penchants et leurs vœux n'étaient comptés

pour rien. Si l'institution avait jeté des racines profondes dans le sol de l'Europe, celle-ci eût été à la merci de deux ou trois personnages, têtes couronnées ou ministres, qui auraient tenté d'immoler la liberté politique, car à leurs yeux le libéralisme était le mal absolu, une invention de Satan ; mais le sol européen se refusa à cette acclimatation d'un despotisme systématique, comme il l'avait repoussé du temps de Philippe II et de Louis XIV. Quand même cette monarchie semblerait avoir plusieurs têtes, du moment que ces têtes seraient d'accord ou ployées sous une domination, il en naîtrait un grand péril : la liberté même de l'esprit humain serait compromise. Elle courrait le risque d'être étouffée sous cette consolidation de la chrétienté, ainsi que la fable raconte que Jupiter, pour se défaire des Titans, les ensevelit sous ses montagnes.

Ce n'est point sans dessein que je prends ce terme de comparaison. Il y a de la nature des Titans dans l'esprit humain. Il est audacieux, il a besoin qu'on le laisse aller à l'escalade de toute chose, même de ce que les hommes auraient été accoutumés à respecter. La destinée de l'homme ici-bas réclame et le progrès des sociétés exige que l'esprit humain soit libre, quelques inconvénients que cette liberté puisse entraîner. Et si l'esprit humain doit être libre, il faut, pour que cette liberté soit consacrée, que le principe de l'indépendance des États ne soit pas démenti par l'organisation des rapports internationaux.

L'observateur attentif qui de nos jours étudie l'Europe y constate deux nécessités qui semblent s'exclure, mais dont l'incompatibilité n'est qu'apparente : celles d'un certain degré d'unité et de l'indépendance des États.

Il est nécessaire à l'Europe que les relations des États les uns avec les autres soient soumises à certaines règles, à un certain contrôle, et qu'il y ait un droit international

positif, tout comme il y a une morale chrétienne uniforme à
Londres, à Paris, à Vienne, à Berlin, à Pétersbourg, à
Madrid, qui offrent un admirable faisceau de nations civilisées, chacune avec son génie propre. Il est contraire aux
intérêts de l'Europe, à sa dignité, à son honneur, que cette
partie du monde se présente comme un pêle-mêle de peuples isolés les uns des autres, suivant chacun sa voie à son
gré, sans écouter d'autres convenances que les siennes et
d'autre loi que son ambition, et sans être responsable de
ses actes envers personne.

Le système de l'isolement complet des États et de l'ab-
sence de tout contrôle a pour conséquence directe le règne
de la force. Ce serait l'écrasement des petits par les gros, au
mépris des droits les plus sacrés; c'est la démoralisation du
droit international. L'Europe alors, cette Europe qui est fière
de l'avancement de ses idées et amoureuse du progrès, en
reviendrait à une organisation semblable à celle du moyen
âge, où les seigneurs indépendants les uns des autres se
querellaient sans cesse, opprimaient et désolaient les populations; et, se livrant sans vergogne à l'esprit de conquête,
dérobaient tant qu'ils le pouvaient les territoires de leurs
voisins, jusqu'à ce qu'ils trouvassent un antagoniste plus fort
ou plus rusé qui les dépouillât à son tour.

Mais le besoin d'une organisation tutélaire qui fasse respecter les règles d'un droit public adopté d'un commun
accord n'est pas le seul qu'éprouve l'Europe, et en faveur
duquel il y ait lieu de réclamer. La civilisation ressent un
autre besoin égal et parallèle à celui-ci et qui semble en être
le contraire, c'est celui de l'indépendance des États et du
respect de leur souveraineté. Et ce besoin-là se recommande
de l'apostille d'une haute et puissante personne, la liberté.
L'unité peut être excellente quand le territoire auquel on
l'applique ne dépasse pas certaines limites. Elle est mauvaise

quand on veut trop l'étendre. Entre les différentes parties de l'Europe, les liens peuvent être plus resserrés qu'ils ne l'ont été jusqu'à ce jour; mais ils doivent ménager et respecter l'indépendance individuelle des États, sauvegarde de la liberté de l'esprit humain.

C'est, dira-t-on, un problème insoluble que de faire concorder l'indépendance des États et l'établissement d'un congrès européen qui serait permanent et exercerait des attributions importantes à l'égard de la communauté; poursuivre un objet pareil, c'est courir après des chimères. Il n'en est point ainsi. La vie des peuples offre dans son cours accoutumé une série de ces prétendues chimères passées dans la réalité. Sans sortir de l'état normal, l'existence des nations, on pourrait aussi bien dire celle des individus, s'écoule sous des influences qui semblent opposées deux à deux et présente ainsi en permanence des aspects qui semblent contradictoires. Il y a en politique l'autorité et la liberté, les droits de la société ou de l'État et les droits de l'individu, la prérogative du souverain et celle des corps politiques. Il y a dans la vie privée le droit et le devoir, le libre arbitre et la soumission aux règles de la morale. Entre ces deux séries de principes, de faits et de convenances, il est impossible de tracer mathématiquement une ligne de démarcation, soit dans la sphère politique, soit dans la vie privée. L'homme sage se comporte cependant de telle façon qu'aucune des deux forces n'opprime l'autre, aucun des deux domaines n'empiète sur l'autre. Les fous s'arrangent au contraire de telle sorte que le conflit éclate aussitôt et que l'empiétement se produise.

Avec des hommes tels que Washington et Franklin, l'un du Sud, l'autre du Nord, jamais la guerre civile n'eût éclaté aux États-Unis, parce que c'étaient des sages qui se pliaient aux exigences de la position et comprenaient l'enseignement

qui ressort du progrès des temps. Avec les hommes médio-
cres, ou tourmentés d'une ambition fébrile, qui présidèrent
aux destinées de l'Union américaine dans la période anté-
rieure à 1861, la guerre civile a éclaté et a dû éclater.

En Angleterre, depuis 1688, la prérogative royale et
celle du parlement se côtoient sans se blesser, quoiqu'elles
semblent et soient rivales. Voilà bientôt deux siècles que
cela dure. En France, cinq ans de règne d'un Charles X
suffirent pour que ces deux mêmes prérogatives fussent en
hostilité déclarée et que l'une des deux immolât l'autre.

Supposez qu'après les cent-jours l'empereur Alexandre
eût conservé le sentiment libéral qui l'animait quand il était
à Paris au mois d'avril 1814, et que ce prince excellent, au
lieu d'être, ainsi qu'il l'était, mobile et aisé à entraîner, eût
été doué d'une fermeté inébranlable : la Sainte-Alliance aurait tourné différemment. Les passions réactionnaires auxquelles on s'abandonna eussent été contenues. Au lieu d'être
une conjuration de rois pour refuser aux peuples les libertés
que ceux-ci revendiquaient justement, elle fût devenue la
sainte-alliance des nations autant que des souverains. Les
souvenirs de cette institution, qui excite encore de nos jours
l'animadversion publique, seraient l'objet des bénédictions
des peuples.

Ces exemples, auxquels il serait aisé d'en ajouter d'autres, démontrent que dans la conduite des affaires de ce
monde, le succès est subordonné moins encore à des règles
tracées scientifiquement sur le papier qu'aux dispositions
des hommes, à leur aptitude, à leur bon sens, à l'éminence
et à l'à-propos de leurs qualités. Les règles, qui ici prennent
les proportions d'un principe, n'en ont pas moins leur mérite
et leur poids, et l'on se repent presque toujours de s'en être
départi.

Une autre observation qu'il y a lieu de faire, c'est que

les phénomènes politiques et sociaux procèdent par oscilla-
tions. Les influences qui semblent opposées deux à deux, et
qui en réalité sont le complément les unes des autres, pré-
valent alternativement, parce que alternativement tels ou tels
besoins se révèlent avec plus d'énergie. Or on peut penser
qu'en ce moment le besoin du rapprochement est plus fort
en Europe que le besoin contraire. La nécessité de s'entendre
parle plus haut que la satisfaction de s'en aller chacun à l'a-
venture en suivant chacun son penchant. On a trop ressenti
les inconvénients du caprice des initiatives isolées pour ne
pas chercher à se retremper dans des résolutions communes. En un mot, les esprits sont mûrs pour un congrès
qui, sous l'inspiration d'une opinion éclairée, libérale,
progressive, travaillerait à mettre fin aux embarras dont
l'Europe est obsédée, et poserait les termes d'un nouvel accord plus solide que tout ce qui s'est jamais vu en ce
genre.

La coexistence de la souveraineté individuelle des États
et d'une certaine unité manifestée par un congrès permanent
ou se réunissant après des périodes d'une longueur déterminée n'est pas un fait sans précédents. Ce n'est pas seulement le conseil des amphictyons de la Grèce qu'on peut
citer ici ; l'exemple manquerait d'autorité, il est bien loin de
nous, et il avait réussi médiocrement ; soit par la disposition
du caractère national, soit par l'activité prodigieuse qu'avaient
les intelligences, ces petites républiques de la Grèce étaient
trop inquiètes, trop turbulentes, pour se prêter à l'observation de règles fixes et pour respecter une consigne. Heu-
reusement notre temps nous en fournit un type bien plus
imposant par sa masse, bien plus régulier dans ses formes,
bien plus décisif par le succès obtenu : c'est l'Union américaine. L'Union s'est formée du rapprochement d'anciennes
provinces détachées les unes des autres, transformées par

la glorieuse guerre de l'indépendance en autant d'États souverains et indépendants. La réunion de leurs délégués prit
le nom de congrès, qui est réservé aux réunions des envoyés
d'États distincts, constitués sur la base de leur indépendance
respective. Depuis 1789, date de la mise en vigueur de la
constitution actuelle, l'Amérique du Nord a donné le spectacle de deux souverainetés marchant parallèlement l'une à
l'autre, — celle de l'Union représentée par le président, le
congrès, la cour des États-Unis et l'armée fédérale, — et
celle des États, figurée par les chefs électifs qualifiés de
l'ancienne dénomination coloniale de gouverneurs, les légis-
latures, les cours et tribunaux et les milices de chacun d'eux.
Ces deux souverainetés ont pu de temps en temps se con-
trarier par occasion, mais de 1789 à 1861 elles n'ont pas
eu plus de froissements qu'on n'en rencontre dans la vie
privée, entre de proches parents qui s'aiment, s'estiment et
sont cités pour leur harmonie et le type qu'ils offrent de
l'esprit de famille. Pour qu'il survînt un conflit entre elles,
il a fallu non-seulement qu'entre le Nord et le Sud il y eût
une différence aussi profonde que celle qui naissait de l'esclavage, admis dans le Sud et répudié dans le Nord, mais encore
que le Sud égaré affichât la volonté de perpétuer et d'étendre
sur de nouveaux espaces, d'importer même dans le Nord,
sous une certaine forme, cette institution antipathique à
l'esprit libéral et égalitaire dont l'Amérique du Nord est la
plus parfaite personnification dans le monde. Après une lutte
à jamais mémorable, le Sud a été vaincu et a dû se soumettre.
L'esclavage est aboli. Cette œuvre accomplie, la souveraineté collective de l'Union, qu'on avait contrainte à déborder,
va vraisemblablement rentrer dans son lit, reprendre son
cours accoutumé et ses limites ordinaires, laissant à la souveraineté des États le champ qui lui a appartenu. Ce n'est
pas moi qui signale ce modèle à l'Europe, sauf les variations

et les restrictions qu'exige le génie de celle-ci. L'idée de
reproduire, sous réserves, parmi les nations européennes
une organisation semblable à celle de l'Union américaine,
et même bien plus centralisée, a été recommandée, il y a
vingt ans, par un philosophe illustre qui à la savante ana-
lyse dont sont douées les têtes philosophiques unit l'esprit
de divination qui est le propre des poëtes, M. Victor Cousin.
Voici ses paroles :

« Un peuple est un grand individu. L'Europe est un seul et même
peuple, dont les différentes nations européennes sont des provinces,
et l'humanité tout entière n'est qu'une seule et même nation qui
doit être régie par la loi d'une nation bien ordonnée, à savoir la loi
de justice, qui est la loi de liberté. La politique est distincte de la
morale, mais elle n'y peut être opposée. Et qu'est-ce que toutes les
maximes inhumaines et tyranniques d'une politique surannée devant
les grandes lois de la morale éternelle! Au risque d'être pris pour
ce que je suis, c'est-à-dire pour un philosophe, je déclare que je
nourris l'espérance de voir peu à peu se former un gouvernement
de l'Europe entière à l'image du gouvernement que la révolution
française a donné à la France. La Sainte-Alliance qui s'est élevée, il
y a quelques années, entre les rois de l'Europe est une semence
heureuse que l'avenir développera non-seulement au profit de la
paix, déjà si excellente en elle-même, mais au profit de la justice et
de la liberté européenne (1). »

Depuis que M. Cousin a écrit ces lignes, le monde a
marché plus dans ce sens que dans la direction opposée.

Il y a plus d'une raison à faire valoir encore en faveur
d'une organisation qui donnerait désormais un certain corps
à la pensée de l'unité européenne. J'en citerai deux surtout
qui me semblent d'un grand poids. La première, c'est que

(1) Travail sur *Adam Smith*, lu à l'Académie des Sciences morales et
politiques en novembre 1846. Voir les *Mémoires* de l'Académie et le
*Compte rendu* de M. Vergé.

les obstacles qu'une organisation de ce genre aurait pu sus-
citer et suscita effectivement aux libertés publiques , quand
elle se produisit sous la forme de la Sainte-Alliance, sont
écartés pour le présent et semblent devoir l'être à plus forte
raison pour l'avenir. Les peuples maintenant sont hors de
page ; ils sont majeurs et s'appartiennent. Le régime repré-
sentatif, dont les chefs et les meneurs de la Sainte-Alliance
avaient peur et qu'ils considéraient comme un ennemi, a
gagné la victoire, et les rois se sont réconciliés avec lui plus
encore, j'en suis persuadé, par vertu et par sagesse que par
nécessité. Des tribunes où des hommes courageux font entendre le langage de la vérité sont debout maintenant à
Berlin, à Madrid, à Lisbonne, dans la capitale de l'Italie,
dans celle de l'empire d'Autriche et même dans celles des
différents royaumes ou principautés placés sous le sceptre de
la maison de Habsbourg, à plus forte raison dans tous les
États secondaires ou petits de la Confédération germanique.
Il semble même que le temps ne soit pas éloigné où il s'en
dressera une à Saint-Pétersbourg. Le souverain éclairé qui a
brisé les fers des serfs de la Russie aura quelque jour à
cœur d'établir cette conformité de plus entre son vaste empire et le reste de l'Europe. Il s'y est acheminé déjà par la
création des assemblées provinciales. Avec ces nouvelles
conditions de l'existence politique de l'Europe, où la liberté
a sa place si bien faite et où elle est dans une position inex-
pugnable, on ne voit guère comment la reconnaissance d'une
autorité collective du genre d'un congrès pourrait ouvrir la
porte à la tyrannie, et faire courir des risques sérieux à l'indépendance des États.

L'autre raison se tire de l'apparition du colosse politique
qui s'est créé de l'autre côté de l'Atlantique. Les États-Unis
présentent un groupe admirablement lié de souverainetés,
dont la puissance extérieure est formidable déjà, et dont les

accroissements rapides doivent donner à réfléchir aux hommes d'État. Avant la fin du siècle, ce qui est beaucoup pour la durée d'un individu, mais peu dans la vie des peuples, des calculs fort plausibles et que tout le monde a pu lire, sinon faire, montrent que ce sera une agglomération de 100 millions d'hommes. Pour la formation de la richesse, pour l'activité, pour l'initiative en tout genre, la moyenne de l'Américain est supérieure à la moyenne de l'Européen. A ces divers titres, 100 millions d'Américains représenteraient un nombre beaucoup plus grand d'Européens. Les États-Unis ont été façonnés par une guerre civile de quatre ans au métier des armes, et ils ont fait preuve de grandes qualités militaires. Les citoyens de l'Union savent braver la mort aussi bien que la donner. Ils savent faire à la patrie, à son honneur, à sa grandeur telle qu'ils la conçoivent, les plus grands sacrifices. Dans trente ans d'ici, l'Amérique du Nord sera pour l'Europe une émule qui rivalisera avec elle en toutes choses. Il n'est pas dit qu'elle doive être systématiquement l'ennemie de l'Europe. Il faut croire qu'entre le nouveau monde et l'ancien les rapports seront le plus souvent amicaux; mais la fierté nationale est grande de part et d'autre, et parmi les vertus de la grande république américaine la modestie et la réserve se font peu remarquer. Elle est sujette à affecter envers les monarchies de l'Europe l'attitude de la provocation et du dédain. Que d'affronts n'at-elle pas fait essuyer à l'Angleterre, du temps de Jackson et de ses successeurs immédiats! Et en ce moment sa conduite envers l'Autriche au sujet de l'envoi des volontaires au Mexique n'est pas frappée au coin de la modération. On doit donc s'attendre à ce que, dans un avenir peu éloigné par rapport à l'existence d'une nation, des luttes à main armée éclatent entre l'Amérique du Nord et l'Europe. Pendant ces guerres qu'il faut prévoir, l'Europe, si elle était divisée et

désunie, serait faible et exposée à des échecs désastreux.
On y parerait d'avance par l'organisation d'un concert entre
les puissances européennes. Ce serait le moyen d'assurer
l'équilibre des forces entre le nouveau monde et l'ancien, le
moyen aussi de diminuer le nombre même des conflits possibles entre l'un et l'autre.

En un mot, quand bien même, par la réunion de la conférence ou par un autre expédient quelconque, on serait
parvenu à éviter le conflit entre l'Autriche d'une part, la
Prusse et l'Italie de l'autre, il serait resté à parer aux besoins de l'avenir, besoins pressants qu'on n'aurait pu négli-
ger sans laisser la porte ouverte à de graves complications
et à de grands périls. En supposant que quelque enchan-
teur mît d'accord demain l'Autriche, la Prusse et l'Italie,
il resterait vrai que dans la politique internationale, il
n'y a plus de sécurité, et que l'avenir est sombre pour
toute l'Europe sans exception. N'y a-t-il pas quelque moyen
de prévenir les orages et les dangers qu'on a lieu de pressen-
tir? Ce moyen ne consiste-t-il pas dans l'établissement de
rapports définis entre les États européens, dans la création
et la reconnaissance d'une autorité arbitrale, dont la pensée
s'était fait jour au congrès de Paris de 1856, et a reparu
dans le discours par lequel l'empereur Napoléon III ouvrit,
il y a trois ans, la session législative? Cette autorité, si elle
eût existé, eût prévenu la crise actuelle. Pourquoi ne l'or-
ganiserait-on pas afin de diminuer au moins le nombre des
explosions futures? Je prends la liberté d'appeler l'atten-
tion sur ce point. Aux arbitres des destinées des États
d'aviser et de prévoir : *caveant consules !* C'est de leur
propre avenir, qu'il s'agit, plus peut-être qu'ils ne le pen-
sent.

PARIS. — J. CLAYE, IMPRIMEUR, RUE SAINT-BENOIT, 7.

99

www.ingramcontent.com/pod-product-compliance
Lightning Source LLC
Chambersburg PA
CBHW071416200326
41520CB00014B/3474